DES
RÉTENTIONS D'URINE.

DES
RETENTIONS D'URINE.

CRITIQUE RAISONNÉE

Des divers traitements qu'on a employés jusqu'à ce jour, pour combattre les *Rétentions d'urine* causées par les *Rétrécissements organiques* de l'urètre ;

SUIVIE

DE LA DESCRIPTION

D'une nouvelle Méthode chirurgicale, appliquée à la guérison de cette Maladie,

PAR LE DOCTEUR **PERRÈVE**

(De la Charité.)

Progrès....

*•◦• *

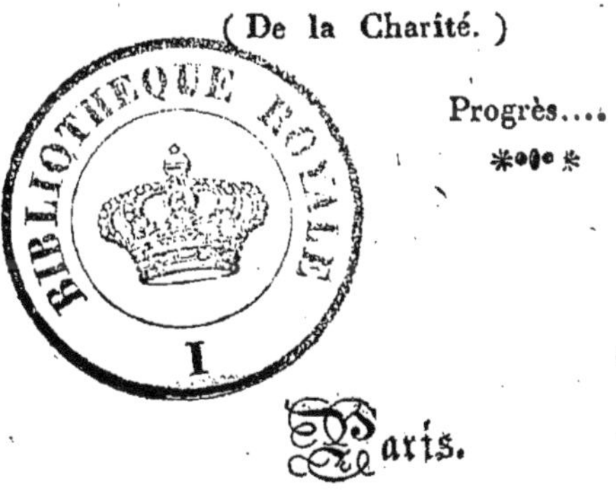

Paris.

Chez { GROSSTEITE, éditeur-libraire, au Petit Mont-Rouge , n. 98;
{ L'AUTEUR, boulevart Beaumarchais , n. 85.

1836.

Nous aurions pu faire précéder cette brochure d'observations propres à indiquer les motifs qui nous ont engagé à ne publier aujourd'hui que la partie instrumentale du traitement des rétentions d'urine; mais nous avons pensé que, notre travail se liant essentiellément a un traité complet sur toutes les affections des voies urinaires, il serait plus convenable de remettre ces sortes de préambules au temps de la publication de cet ouvrage de longue haleine.

Tous mes Exemplaires sont revêtus de ma Signature.

CONSIDÉRATIONS ANATOMIQUES.

—

Tous les rétrécissements organiques de l'urètre sont le produit de *l'épaississement* des parois de ce canal dans un ou plusieurs points de son étendue. Cet épaississement n'est pas le résultat d'un engorgement sanguin : Les parties qui font obstacle au cours des urines sont formées par un tissu compact et serré ; il y a vers le point oblitéré surcroit de nourriture, surabondance de matière fibro gélatineuse, il y a *hypertrophie*.

Les rétrécissements ne se distinguent réellement que par leur étendue d'avant en arrière : lorsque dans ce sens ils n'ont environ qu'une ligne de prolongement, leur aspect est celui d'une membrane jetée comme une digue transversale au milieu du canal : je les appelle *membraneux*. — Lorsqu'ils offrent d'avant en arrière une plus grande étendue, ils se présentent sous forme de nœuds, de bourrelets tuberculeux que le doigt perçoit souvent à travers la peau qui recouvre l'urètre. Je les appelle *carnosiformes*, à cause de leur ressemblance avec une chair compacte, formée de fibres bien serrées.

Les rétrécissements ainsi caractérisés et classés sous le rapport de leur organisation intime : Examinons-les successivement.

Des rétrécissements membraneux. — Ces rétrécissements qu'on a aussi appelés du nom de *brides* diffèrent entr'eux par leur figure et par leur consistance. — Leur *figure* apparaît sous des formes variées ; tantôt ce sont des segments de cercle plus ou moins grands, tantôt ils affectent la forme d'un croissant. — D'autrefois c'est une cloison complète laissant encore vers son milieu un passage plus ou moins étroit pour l'écoulement des urines :

On pourrait la comparer à l'iris dont la prunelle occupe le centre. — *Consistance.* — Les rétrécissements membraneux, en raison de leur peu d'épaisseur d'avant en arrière ont rarement une grande consistance, ils sont presque toujours assez mous, assez extensibles et dilacérables, surtout si leur formation a été un peu rapide ; cependant lorsqu'ils sont anciens, ils offrent quelquefois une grande solidité et leur tissu serré résiste énergiquement à l'action qui tend à les distendre ou à les déchirer.

Des rétrécissements carnosiformes. — Ces rétrécissements ne diffèrent entr'eux, quant à leur classification spéciale, que par leur étendu d'avant en arrière et par leur consistance. — Le plus ordinairement ils ont deux lignes environ de prolongement, mais il n'est pas rare d'en rencontrer de trois lignes d'étendue, on en a même vu de trois pouces. — Dans l'origine ils sont assez mous, assez extensibles, c'est ce qui les a fait appeler par quelques auteurs *strictures dilatables* ; mais avec le temps, ils deviennent de plus en plus consistants, de plus en plus durs, quelquefois ils passent, en quelque sorte, à l'état cartilagineux (1), alors ils ont une extrême

____

(1) Il semblerait que l'urètre participe de l'organisation des vaisseaux artériels dont la dégénérescence, chez les vieillards, est souvent portée jusqu'à l'ossification.

solidité, et leur dilatation ou leur déchirure offre la plus grande résistance. Lorsqu'ils ont atteint ce degré, je les appelle *strictures non dilatables* par opposition à *strictures dilatables*, quoiqu'ils ne soient pas absolument dépourvus d'extensibilité.

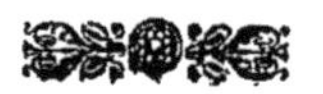

CHAPITRE PREMIER.

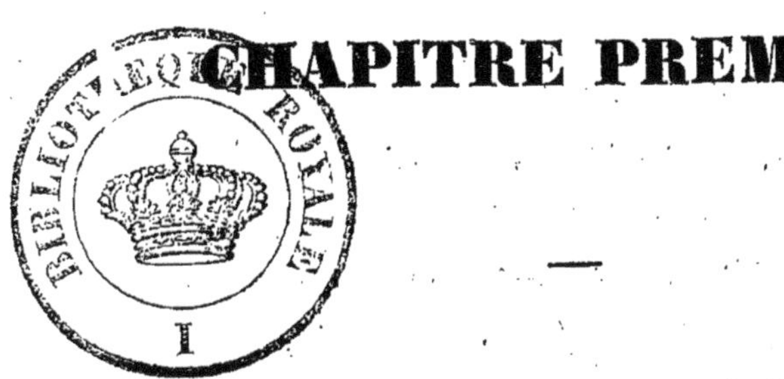

—

I

Exposé critique des procédés employés jusqu'a ce jour pour combattre les rétrécissements organiques de l'urètre.

Trois méthodes différentes ont été mises en usage jusqu'à ce jour pour combattre les rétrécissements organiques de l'urètre , savoir :

1°. *La dilation par les bougies et par les sondes ;*

2°. *La cautérisation ;*

3°. *La scarification.*

§er.

DE LA DILATATION PAR LES BOUGIES ET PAR LES SONDES.

Avant d'examiner ce genre de traitement , il est nécessaire de dire quelques mots des instruments sous le nom desquels il a été désigné.

Les bougies et les sondes sont des baguettes plus ou moins volumineuses, plus ou moins consistantes, ayant même longueur et même forme (*cylindrique ou conique*), elles ne diffèrent entr'elles qu'en ce que les sondes offrent près de leur extrémité vésicale, un ou plusieurs *yeux* qui permettent l'écoulement des urines tandis que les bougies n'en présentent pas.

Avec ces instruments on procède au traitement de la manière suivante :

LE PENIS EST SAISI entre le pouce et l'index de la main gauche tandis que la droite conduit dans l'urètre *jusqu'au* rétrécissement une bougie ou une sonde dont le calibre est *un peu plus fort* que l'ouverture du point oblitéré : Arrivé là , et c'est le dernier temps de la manœuvre, il s'agit d'employer la *violence* pour franchir l'obstacle : La progression forcée de la sonde est indispensable; sans *violence* il n'est pas de dilatation possible; c'est l'âme du traitement par les bougies et par les sondes.

Il faut donc employer la violence ! mais

quel dégré , quelle somme de violence faut-il employer? dira le chirurgien qui touche actuellement un rétrécissement avec le bout de sa sonde : *Peut-on forcer sans réserve , ou Doit-on user de ménagements ?*

Interrogeons ce que disent à cet égard la pratique et la théorie.

Première question. — Peut-on forcer sans réserve ? — On dit avec assurance dans la plupart des ouvrages sur les rétentions d'urine · « Ce n'est, le plus ordinairement, qu'en em- « ployant beaucoup de force qu'on parvient « à surmonter les obstables ; etc., etc..... » — Il y a tout à la fois dans ce précepte un vice de logique et un manque de connaissance des tissus de l'urètre.

Lorsqu'on pousse une sonde contre un rétrécissement, l'effort de la main n'agit pas seulement sur ce dernier, il se porte aussi sur le canal; si le rétrécissement est refoulé d'avant en arrière, la partie antérieure de l'urètre est aussi tiraillée dans le même sens. — Lorsqu'on pousse une sonde contre un retrécissement, l'effort ne se porte pas seulement sur le

rétrécissement et le canal, il se porte en outre
sur la sonde ; si les deux premiers sont refou-
lés ou tiraillés d'avant en arrière , l'effort tend
à recourber l'instrument : voilà donc trois résistances qui luttent simultanément contre la
puissance de la main qui peut à volonté *surmonter tous les obstacles.* SI L'ON FORCE SANS
RÉSERVE, quelle est donc des trois résistances
celle qui sera vaincue la première ? *est-ce la
sonde, est-ce le canal, est-ce le rétrécissement ?*

Posons des espèces pour répondre à ces ques-
tions.

SONDE PETITE.

Si la sonde est très-petite , si elle n'a qu'une
ligne ou deux au plus de diamètre, assurément,
à moins qu'elle ne soit de métal elle ploiera, et
la manœuvre toujours innocente pouvant dila-
ter légèrement le canal , nous sommes conduits
à poser la règle suivante :

RÈGLE. — *Toutes les fois qu'on emploie
une sonde ou bougie d'une ou deux lignes
de diamètre, à moins qu'elle ne soit de*

métal, *l'introduction brutale promet des avantages sans offrir d'inconvénients.*

SONDE GROSSE

(C'est-à-dire ayant plus de deux lignes de diamètre.)

Dans ce cas la sonde étant douée, d'une certaine roideur, elle cesse d'être instrument flexible entre l'effort de la main et l'obstacle, elle devient offensive aux parties molles ; alors c'est *l'urètre* et le *rétrécissement* qui doivent fixer l'attention de l'opérateur : delà découle naturellement ce précepte :

Premier précepte. — *Toutes les fois que la sonde ou bougie a plus de deux lignes de diamètre, l'urètre et le rétrécissement sont les seuls qui doivent céder à la violence immodérée.*

Pour savoir quel est de l'urètre ou du rétrécissement celui qui doit être vaincu dans cette manœuvre, appliquons successivement la *grosse sonde* aux diverses espèces de rétrécissements.

Rétrécissements carnosiformes strictures non dilatables. — Nous avons vu (considérations anatomiques, page 9) que dans ces espèces de rétrécissements , l'urètre vers le point oblitéré se trouve fortifié dans une assez grande étendue par une substance fibreuse excessivement serrée , compacte et presque cartilagineuse ; dans le cas d'un effort extrême ce ne peut pas être l'endroit ainsi fortifié qui cède , le canal doit céder le premier : Comme conséquence nous dirons donc :

DEUXIÈME PRÉCEPTE. — *Toutes les fois qu'avec une sonde ou bougie de plus de deux lignes de diamètre on veut emporter de vive force un rétrécissement carniforme de l'espèce des strictures non dilatables , on endommage le canal , on produit des* DÉCHIRURES DU DES FAUSSES ROUTES.

Entrons dans tous les développemens analytiques que ce second précepte comporte :

1°. Pendant tout le temps de l'introduction de la sonde , on marche au milieu des ténèbres, et le bec de l'instrument, au lieu d'être porté *en face* de l'ouverture des strictures non dilatables, peut être porté contre leur *base ou circonférence ;* dans ce cas, par le fait de la mobilité des parties , le rétrécissement pendant l'effort bascule d'arrière en avant sur le bec de la sonde qui déprime et perfore le canal ; delà *fausse route.*

2°. Si, au lieu d'être porté sur la base du rétrécissement, le bec de la sonde se trouve *en face* de son ouverture, l'introduction violente entraîne deux accidents différents selon que la sonde est *cylindrique ou conique.*

GROSSE SONDE *cylindrique.* — Dans le cas où la forme est cylindrique, la sonde ne pénétrant pas, ou pénétrant à peine dans l'ouverture du point oblitéré, l'effort tiraille le canal, bientôt il se produit une *déchirure*, et si cette déchirure se fait vers la base du rétrécissement (c'est l'accident le plus ordinaire) le rétrécissement n'étant plus soutenu de ce côté, la sonde glisse avec effort dans la déchirure et perfore le canal ; *delà fausse route encore dans la partie antérieure de l'urère.*

GROSSE SONDE *conique.* — Si la sonde ou bougie est de forme conique, la partie de l'instrument qui entre dans l'ouverture du point oblitéré maintient toujours le rétrécissement au bout de la sonde, et la violence immodérée produit *l'arrachement complet de la partie antérieure du canal vers un des points voisins du rétrécissement.*

Rétrécissements carnosiformes, STRICTURES DILATABLES. — Ce n'est pas seulement dans le cas de strictures non dilatables que l'on peut causer des désordres considérables en forçant sans réserve, la même manœuvre peut en produire de bien plus grands, alors même que les strictures sont dilatables. — En effet, l'axe du petit canal des rétrécissements carniformes n'est pas toujours parallèle à celui de l'urètre, il forme quelquefois avec ce dernier *un angle ou coude* plus ou moins prononcé. — Alors la sonde franchit le rétrécissement, et comme elle continue toujours sa marche *selon la direction du petit canal*, elle frappe bientôt les parois de l'urètre vers un des points plus ou moins éloignés du rétrécissement ; dans ce cas l'effort qui tend à faire parvenir la sonde dans la vessie entraîne immédiatement *dépression*, *déchirure* et *fausse route dans la partie postérieure de l'urètre.*

Rétrécissements membraneux. — Nous avons vu (*Considérations anatomiques,* page 8) que ces espèces de rétrécissements offrent rarement une grande résistance ; mais que par fois cependant leur tissu serré résiste énergiquement à l'effort qui tend à les déchirer.

Etablissons donc en principe le précepte suivant :

TROISIÈME PRÉCEPTE. — *Toutes les fois qu'avec une Sonde de plus de deux lignes de diamètre on veut emporter de vive force un rétrécissement membraneux, la sonde, dans la plupart des cas, arrive heureusement dans la vessie. — Au contraire si la résistance de cette membrane est très-énergique, l'introduction brutale produit les désordres que nous avons signalés à l'article strictures non dilatables.*

De tout ce qui précède, on est amené aux déductions suivantes :

Toutes les fois que l'obstacle *n'est pas très-résistant,* il y a généralement avantage à forcer sans réserve. — Toutes les fois au contraire que l'obstacle est *très-résistant,* la même manœuvre produit toujours des accidents redoutables tels que : *l'arrachement de la partie antérieure du canal et les fausses routes dans cette même partie.*

Une question se présente ici : *Peut-on re=connaître si un rétrécissement est résistant ou non résistant ?* Si l'on peut faire cette distinction, diront les partisants du cathérisme forcé, l'introduction violente ne perdra que la moitié de sa valeur pour conserver encore un rang distingué parmi les manœuvres à employer pour combattre les rétrécissements organiques de l'urètre : — En effet dans les cas de rétrécissements MEMBRANEUX, l'opérateur saura s'il doit ou non franchir de vive force ; si cette espèce de rétrécissement est *peu résistant il forcera sans réserve;* s'il est *très-résistant il s'abstiendra.* — Dans le cas de rétrécissement CARNIFORME ET DE NATURE DILATABLE , *en limitant la course de la sonde* (le cas échéant que la direction du canal du rétrécissement ne soit pas parallèle à celui de l'urètre), *l'opérateur pourra espérer encore de franchir l'obstacle sans qu'il survienne d'accidents ;* si le rétrécissement est carniforme DE NATURE NON DILATABLE, *l'opérateur s'abstiendra.*

Cette question paraissant d'une haute importance , nous allons l'examiner avec soin.....

Nous avons vu (*Considérations anatomiques*, page 8) que les rétrécissements *membraneux* sont assez mous, assez dilatables lorsque leur formation a été rapide, mais qu'ils offrent quelquefois une assez grande solidité lorsqu'ils sont anciens. — Nous avons vu (*Considérations anatomiques*, même paragraphe) que les rétrécissements carniformes sont assez extensibles dans le principe, mais qu'ils deviennent avec le temps de plus en plus durs, de plus en plus solides, que dans cette progression ils acquièrent quelquefois une consistance cartilagineuse. — La question de *résistance ou de non résistance* se trouve donc transformée en une question de temps qui est la suivante :

Peut-on reconnaître si un rétrécissement est récent ou ancien ? — Quant au chirurgien, il n'a par devers lui aucun moyen de le savoir : Voyons si les malades peuvent lui fournir des renseignements à ce sujet. — A part un écoulement blennorrhogique, et celui-ci peut exister sans rétrécissement, *la diminution de volume dans le jet de l'urine* est le premier symptôme qui annonce au malade sa fâcheuse position. — A quelle époque ce symptôme peut-il commencer à paraître ? — Le canal de l'urètre a environ cinq lignes de diamètre dans toute sa longueur et se termine vers sa partie antérieure par une ouverture qui n'en a que *deux et demie*.—D'après cette disposition, il est évident que le jet de l'urine conserve son volume naturel tant que la vessie peut envoyer dans toute la longueur du canal une colonne d'eau de *deux lignes et demie* de diamètre : Eh bien ! elle le peut assurément tant que l'ouverture du *rétrécissement* présente cette dimension ;— *Il résulte donc de là que la diminution de volume dans le jet de l'urine , premier symptôme d'un rétrécissement , ne peut commencer à paraître qu'à l'époque où le canal* EST DÉJA OBLITÉRÉ DE MOITIÉ (1).

Ainsi l'on n'a pas de point de départ, la

---

(1) M. Segalas dit , dans son Traité sur les rétentions d'urine , page 70 : La rétention d'urine qui tient à un rétrécissement organique s'établit avec lenteur, elle peut exister plusieurs années avant d'éveiller l'attention du malade.

Le même auteur, page 92 : La rétention d'urine produite par un rétrécissement organique a une marche chronique ; ce n'est souvent que plusieurs années après son invasion que la maladie constitue une disurie bien prononcée.

question d'ancienneté ou de nouveauté reste conséquemment sans solution possible.

Nous sommes donc nécessairement amené à conclure *qu'à défaut de données suffisantes sur l'époque à laquelle remontent les rétrécissements, la manœuvre qui a pour objet de franchir un rétrécissement de* VIVE FORCE *est une manœuvre toujours pleine de témérité, puisqu'elle expose les malades aux accidents les plus graves, les plus redoutables* DÉCHIRURES ET FAUSSES ROUTES *dans la partie postérieure et antérieure de l'urètre.*

SECONDE QUESTION. — Maintenant que la première question est jugé, passons à l'examen de la seconde : *Doit-on pousser la sonde ou bougie avec ménagement ?* — Reproduisant cette question sous une autre forme, nous diront : PEUT-ON, EN USANT DE RÉSERVE, POUSSER LA SONDE SANS FAIRE COURIR DE DANGERS AUX MALADES ?

Si, d'une part, l'effort de la sonde pouvait être mesuré par l'intelligence qui la pousse, et que de l'autre la résistance du canal pût être appréciée d'une manière absolue, nul doute

les *déchirures et les fausses routes* ne seraient
pas à craindre car on pourrait facilement aller
sans le moindre danger jusqu'à l'équilibre entre la puissance de l'effort et la résistance du
canal : mais il n'en est pas ainsi, ces deux données positives manquent à l'opérateur : — En
effet la résistance des parois de l'urètre varie
suivant les sujets, et tout le monde sait qu'il ne
nous est pas donné de mesurer un effort par
la pensée. — Lorsque pour le faire marcher
nous poussons un chariot de la main, nous
n'avons qu'une idée très-confuse, très-impar-
faite de la force que nous employons, il nous
serait impossible, par exemple, de la représen-
ter par un poids déterminé : Quand en pous-
sant un homme on le jette à la renverse, peut-
on dire : l'effort que j'ai fait était de 5o, 6o liv.
au juste ? Non, assurément, on ne peut le dire
que d'une manière approximative : Ainsi pas
d'échelle de progression, tout est encore vague,
tout est encore indéfini.

Dans cette position inquiétante pour le
médecin, périlleuse pour le malade, la pratique est la seule ancre de salut ; transformée
en quelque sorte en un nouveau sens chez le
chirurgien c'est elle qui gradue, qui détermine
l'effort de la sonde ; mais la pratique, cette

grande intelligence médicale est-elle ici un guide toujours assuré ? Les accidents journaliers du traitement par les bougies et par les sondes dans les mains même des plus habiles opérateurs attestent puissamment sa faillibilité.

Concluons donc, en ce qui touche la seconde proposition, *qu'alors même qu'on use de prudence, de ménagements, le traitement par les bougies ou par les sondes n'est pas exempt de danger ; que la force aveugle qui pousse l'instrument peut encore produire des déchirures et des fausses routes dans la partie antérieure et postérieure de l'urètre.*

Jusqu'à présent nous n'avons parlé que des accicidents (*déchirures, fausses routes*) qui se présentent menaçants dans l'introduction forcée ; ce ne sont pas les seuls reproches qu'on puisse adresser à cette manœuvre, le traitement par les bougies ou par les sondes est encore entaché de beaucoup d'inconvénients ; à cet égard nous nous contenterons de signaler *la douleur* qu'il occasionne, et la *lenteur* avec laquelle marche ce système de guérison.

De la douleur. — On ne peut distendre ni

presser énergiquement une partie vivante sans produire de douleur, de là vient que le traitement par les bougies et par les sondes dans lequel le rétrécissement est toujours contendu, meurtri, par le bec de l'instrument, dans lequel la partie antérieure du canal est toujours tiraillée, les malades éprouvent les souffrances les plus aiguës quand la sonde force le rétrécissement ; la sensation est quelquefois si vive que les hommes les plus courageux, les plus énergiques ne peuvent la supporter, ils chancellent et tombent sans connaissance au moment où l'opérateur vient de franchir l'obstacle.

De la durée du traitement. — L'étendue, l'épaisseur et la consistance des rétrécissements *d'une part.* — La douleur qu'éprouve le malade, les craintes que les déchirures et les fausses routes inspirent au chirurgien *d'autre part*, concourent à rendre excessivement *lente* la marche du traitement par les bougies et par les sondes : Qui le croirait ? Il faut quelquefois *des années entières* pour arriver au terme de la guérison. — Nous pourrions prendre dans notre pratique des faits qui attesteraient cette lenteur ; mais on les rapporterait peut-être à une trop grande prudence dans nos manœuvres, il convient mieux de les emprunter à autrui, et pour prévenir toutes espèces d'objections, nous allons citer les paroles de chirurgiens haut placés dans la science : M. *Richerand* en parlant du traitement par les bougies, dit : *trois, six, neuf mois et même une année* sont nécessaires pour obtenir une dilatation convenable (*Nosographie chirurg.*, tome III, page 507). M. *Mathias Mayor*, chirurgien, à Lausanne, dit dans son Traité sur le cathétérisme simple et forcé : J'ai poussé en peu de jours de très-grosses sondes là où de très-habiles chirurgiens n'avaient pu *en plusieurs années* faire pénétrer de simples bougies. — En se servant de bougies, dit *Ducamp*, le traitement le plus exempt d'accidents est toujours *fort long*, très-assujétissant et demande de grandes précautions, *beaucoup de patience et de résignation* de la part du malade.

CHAPITRE II.

—

DE LA CAUTÉRISATION.

—

Les inconvénients et les dangers que nous venons de signaler comme appartenant au traitement par les bougies et par les sondes ont donné l'idée de remplacer cette méthode par une autre. — On imagina de porter un *caustique* dans le canal de l'urètre et de *brûler* ainsi la matière obturatrice. — A cet effet on employa successivement *l'acide sulfurique* (huile de vitriol), *la potasse*, *la soude*, *le nitrate d'argent* (pierre infernale). Le dernier de ces caustiques est le seul dont on se sert aujourd'hui.

Si, d'une part, on pouvait mesurer ou

borner l'action d'un caustique , et que de l'autre
on eut imaginé des instruments propres à porter ce caustique exclusivement sur les parties
saillantes qui forment l'obstacle, nul doute que
la cautérisation appuyée sur de pareilles bases
eut pu dèvenir un moyen supérieur de combattre les rétrécissements organiques de l'urètre ; — Mais il n'en est pas ainsi ; ces condi-
tions impérieusement exigées pour opérer sur
des organes aussi délicates que ceux de la géné-
ration , manquent presqu'absolument.

En effet, les caustiques sont pour l'urètre ce
qu'il sont pour les autres parties du corps ; si
l'on ne peut à volonté borner leur action sur
ces dernières , on ne peut le faire sur l'urètre.
Eh bien , tous les chirurgiens savent que les
caustiques appliqués sur la peau , par exemple,
portent la mort à des distances qu'il est impossible de calculer ; que si l'on veut ne brûler
en *épaisseur* qu'une ligne ou deux de cette
membrane, le caustique pourra pénétrer à une
plus grande profondeur ; que si l'on veut ne
brûler en *largeur* qu'une ligne ou deux , le
caustique pourra frapper de mort une bien
plus grande surface.

Il est donc hors de doute que l'*action des*

caustiques ne peut être limitée ni mesurée.

Passons actuellement au second membre de la proposition, et voyons si avec les instruments dont on se sert pour cautériser, on est toujours certain de ne porter le caustique que sur le rétrécissement, que sur ce dernier exclusivement.

Les deux meilleurs instruments que la chirurgie nous offre pour attaquer un rétrécissement à l'aide d'un caustique, ceux que la pratique emploie tous les jours sont : *la bougie armée de Hunter et le porte caustique de Ducamp.*

La bougie armée de Hunter est une *bougie ordinaire* à l'extrémité de laquelle on fixe plus ou moins solidement *un petit cylindre de nitrate d'argent* qu'on recouvre de *cire* ou de toute autre matière emplastique *excepté vers son extrémité libre.*

Cette bougie ainsi armée de caustique est portée dans le canal de l'urètre jusque sur le rétrécissement ; arrivé là le nitrate est maintenu pendant une minute contre la face antérieure de l'obstacle, après quoi on retire l'instrument. — On répète cette opération tous les deux ou trois jours jusqu'à ce que la matière obturatrice soit entièrement détruite.

Dans cette manœuvre où l'on ne marche qu'à tâton, où l'on ne se dirige qu'à vu de nez (qu'on nous pardonne l'expression empruntée à *Ducamp*), le caustique peut être porté sur différents points de la face antérieure des rétrécissements. — S'il est porté contre sa *circonférence ou base* comment éviter de brûler directement la partie de l'urètre contigue à l'obstacle, de produire une fausse route, une hémorragie formidable, etc., etc., etc. Rien, absolument rien. — S'il est porté contre son *centre*, qui empêchera le nitrate de tomber sous forme de dissolution *sur la paroi inférieure* de l'urètre, d'y produire *une perte de substance, un dépôt urineux, une hémorragie formidable ?* Rien encore, absolument rien.

Il est donc clairement démontré qu'en se servant de la bougie armée de Hunter les parties saines de l'urètre ne sont pas garanties de l'action du caustique, que si cet agent destructeur attaque le rétrécissement il peut détruire aussi les parties qui doivent être religieusement respectées et causer des accidents terribles (1).

Porte caustique de Ducamp. — Cet instrument est composé *d'une canule de gomme élastique* percée aux deux bouts, *et d'une petite tige métallique* plus longue que la canule, présentant à l'une de ses extrémités *un petit auget ou cuiller allongée* destinée à loger *le caustique.* — Cette tige pendant tout le temps de l'introduction est renfermée dans la canule de manière que son extrémité vésicale, celle qui est chargée de caustique, se trouve de niveau avec l'extrémité correspondante de la canule. Arrivé au rétrécissement, on pousse la tige dans l'ouverture de celui-ci, après l'avoir toutefois tournée de manière faire correspondre le caustique avec les parties qu'on se propose de brûler.

Le rétrécissement peut exister sur la paroi

---

(1) On lit dans le Traité sur les rétentions d'urine, par M. Segalas : « Je n'ai rien dit sur la bougie « armée, je ne m'en sers point, elle expose trop « à brûler les parties saines du canal. »

inférieure, sur les parois *latérales* et sur la paroi *supérieure*. — Examinons l'application du porte caustique dans ces points différents.

Application *du porte-caustique de Ducamp* sur un rétrécissement situé à la partie *inférieure* de l'urètre.

Durant les premiers instants de l'application du nitrate, le peu de liqueur corrosive qui s'est produite, reste toujours sur la surface qu'on se propose de cautériser ; mais à mesure qu'on se rapproche du terme de l'opération la quantité de liquide augmente, et vers la fin elle est assez considérable : Dans ce cas doit-elle encore rester nécessairement sur la surface du rétrécissement ? *Cela peut arriver mais il peut arriver aussi, qu'obéissant à la pesanteur, cette liqueur corrosive s'écoule.*

Dans le premier cas celui où la liqueur reste sur la surface; *de grands accidents peuvent survenir.* — En effet, nous avons vu qu'on ne peut prévoir à quelle profondeur les caustiques portent la mortification dans les parties, il pourra donc arriver que non-seulement la matière obsturatrice, mais encore *les parties saines situées* au-dessous *d'elle soient détruites.*

3.

— Cet accident surviendra surtout à l'occasion de la dernière application, époque à laquelle l'épaisseur du rétrécissement n'est pas très-grande.

Dans le second cas, celui où le liquide s'écoule de la surface du rétrécissement, *il y a dépôt de liqueur corrosive sur la paroi inférieure de l'urètre en devant ou en arrière de l'obstacle.* — *En devant*, cela est rare, car la liqueur est assez bien maintenue pendant le temps de l'opération par l'extrémité antérieure de la canule ; mais *en arrière* il n'y a rien qui l'empêche de s'écouler, et suivant la quantité de liqueur corrosive, suivant le nombre d'applications il y aura *inflammation ou perforation dans la partie de l'urètre postérieure au rétrécissement.*

Lorsque le rétrécissement est situé *sur les parties latérales*, le caustique après avoir brûlé le rétrécissement *tombe en dissolution sur la paroi inférieure de l'urètre* et peut encore déterminer *une perte de substance.*

Lorsque le rétrécissement est situé *en haut*, non-seulement la paroi inférieure, mais encore les parois *latérales* sont soumises à l'action corrosive de la liqueur qui tient le nitrate en dissolution.

Il résulte donc encore de ce qui précède *qu'en se servant de l'instrument de Ducamp les parties saines du canal ne sont pas garanties contre les propriétés délétères du caustique, que si celui-ci attaque le rétrécissement il peut aussi détruire les parties saines du canal en* DESSOUS, *en* DEVANT *et en* ARRIÈRE *de l'obstacle et produire des hémorragies formidables, des dépôts urineux, des infiltrations d'urine, etc., etc.* — Ce dernier accident, le plus terrible de tous est probablement la cause qui fait préférer en Angleterre, *au porte-caustique de Ducamp*, la bougie armée *de Hunter;* en effet, malgré toutes les imperfections de ce dernier instrument il ne produit jamais *d'infiltrations urinaires* puisqu'on brûle l'obstacle d'avant en arrière.

De cet examen présenté en peu de mots sous toutes les faces de la question qui vient de nous occuper, il résulte : que la cautérisation est une opération pleine de périls et de dangers, puisqu'elle expose les malades aux accidents les plus terribles : *à des hémorragies formidables , à des dépôts urineux , à des infiltrations d'urine, etc., etc.*

On ne manquera pas d'objecter que les guérisons heureuses obtenues par la cautérisation ne sont pas rares. — Des guérisons ! Je répondrai qu'on ne peut pas appuyer un système de traitement sur des succès dus au bonheur. — Du temps d'*Ambroise-Parée*, après l'amputation d'une cuisse on trempait le moignon encore tout sanglant dans de la poix bouillante... A cette époque aussi on pouvait compter des guérisons ! Mais combien de malades n'ont-ils pas succombés martyrs de ce procédé barbare ?

CHAPITRE III.

—

DE LA SCARIFICATION.

—

Cette opération a pour objet de porter une lame tranchante dans le canal de l'urètre et d'inciser le rétrécissement d'avant en arrière.

Si au lieu de se borner à *diviser* les parties saillantes qui font obstacle, la scarification avait pour objet de leur faire éprouver *une perte de substance*, une sorte de dissection anatomique : cette méthode prendrait naturellement place parmi celles qui honorent la chirurgie ; mais il n'en est rien, la scarification *divise l'obstacle* sans lui faire éprouver la moindre diminution de volume..... Toutefois, sans nous arrêter à ces considérations, examinons les inconvénients et les avantages de cette méthode.

Nous savons qu'il existe deux espèces de rétrécissements : Appliquons successivement la scarification à chacune d'elles.

Application de la scarification aux rétrécissements CARNIFORMES. — Qui n'aperçoit, au premier coup-d'œil, que ce procédé ne peut s'appliquer aux rétrécissements d'une certaine étendue, d'une certaine longueur ; qu'il doit arriver à leur égard ce qui arrive aux incisions qu'on pratique à la peau, qu'une fois faites, les lèvres de la plaie doivent se rapprocher pour reproduire le mal qu'on s'était proposé de combattre.

Il est vrai que la cicatrice qui résulte a quelque largeur, mais quelle largeur ? *Une ligne en quelque sorte mathématique dans la plupart des cas*, peut-elle entrer ici en considération ? Combien de scarification ne faudrait-il pas pour arriver à une dilatation satisfaisante ? Cette opération est très-douloureuse, quel est le malade qui voudrait, qui pourrait même supporter un pareil traitement ?

Ainsi, quoiqu'il existe un ou deux chirurgiens qui scarifient tous ou presque tous les rétrécissements; disons que dans les cas de rétrécissements carniformes, à part la douleur qu'il produit, ce procédé est tout-à-fait illusoire.

Application de la scarification aux rétrécissements MEMBRANEUX. Voici ce que dit M. Segalas en parlant de la scarification : « Il « est inutile de faire remarquer que la méthode « que l'on veut reproduire aurait dans tous les « cas l'inconvénient de se borner à diviser les « obstacles, et que, par cela même, elle ne « pourrait soutenir le parallèle avec la cauté« risation qui les détruit. Je ne vois guère que « le cas plus rare qu'on ne pense de brides « membraneuses, où l'incision multiple puisse « devenir utile et tenir lieu de la cautérisation « jusqu'à un certain point ; mais il faudrait « que cette incision fut faite avec d'autres ins« truments que ceux que nous connaissons. » — En effet, quelque soit le scarificateur dont on fasse choix, la manœuvre est toujours incertaine, on n'est jamais sûr d'attaquer le rétrécissement, et lorsqu'on l'attaque l'on n'est jamais sûr de n'attaquer que lui.

Ainsi la scarification considérée comme utile dans certain cas , est encore entachée de vices majeurs quant à son moyen d'exécution.

DE MES PROCÉDÉS.

DE MES PROCÉDÉS

CHIRURGICAUX.

CHAPITRE PREMIER.

DE LA DILATION.

Tous les moyens que l'on a employés jusqu'à ce jour pour combattre les rétrécissements organiques de l'urètre nous sont maintenant connus. Nous avons vu que *le traitement par les bougies et par les sondes* est toujours long et douloureux, qu'il expose à des déchirures, des fausses routes, des dépôts, des infiltrations d'urine à la gangrène, etc., etc.... — Nous avons vu *que le traitement par les caustiques* expose à des désorganisations profondes, à des hémorragies formidables, et comme le précédent, à des dépôts, à des infiltrations d'urine, etc., etc.

En présence de pareils dangers, on conçoit que les chirurgiens ne restèrent pas inactifs; en effet, depuis les temps les plus reculés de l'art de guérir jusqu'à aujourd'hui nous avons vu un grand nombre de médecins concourir à l'envie les uns des autres pour découvrir des procédés plus dignes du but élevé de la chirurgie. — *La dilatation pratiquée à l'aide d'instruments introduits sans effort dans toute la longueur du canal et developpés secondairement après l'introduction*, leur ayant paru le moyen par excellence, ils firent à cet égard des essais excessivement variés, les arts et la mécanique furent consultés tour à tour; mais de tous leurs pénibles et patients travaux il ne nous est resté que *les bougies de corde à boyeau, les dilateurs à ressorts multiples, à piston, ceux formés avec de la beaudruche ou des boyeaux de chat et un autre* enfin, qui n'ayant été désigné sous aucun nom, va trouver ici sa description succincte : Il consiste en *une sonde de gomme élastique* fendue sur un de ses côtés et renfermée dans une gaine de cuir : Une fois introduit dans le canal on en opère le développement à l'aide d'un *mandrin légèrement conique*. — La pratique ayant réduit à trop peu de choses les préventions favorables que faisaient naître la vue de ces instruments, on fut forcé de les abandonner.

Dans cette position fâcheuse devais-je me contenter de gémir sur les défauts de la chirurgie des voies urinaires ? Celui qui a accepté la mission médicale doit consacrer ses veilles à la perfection de son art , quelque limitée que soit son intelligence il doit toujours dans les circonstances importantes lui faire produire un résultat ; si faible qu'il soit, il aura toujours son utilité, car il n'est pas de force si petite qui ne produise son effet.

Pour payer mon tribut à la science je me suis proposé la question suivante : Dois-je m'engager dans les sentiers déjà battus, ou bien dois-je me frayer une route nouvelle ? L'impossibilité où l'on est de borner l'action des caustiques (et cette impossibilité est matérielle car elle dépend de la composition chimique des tissus de l'urètre) me fit comprendre que je ne devais rien espérer de la *cautérisation* considérée comme moyen principal de combattre les rétrécissements. — La violence qu'on est obligé d'employer en se servant *des bougies et des sondes* me présenta toujours le tableau vivant des déchirures et des fausses routes, et de leurs conséquences terribles.

Je portai alors mon attention sur *la dilatation opérée après la libre introduction des dilatateurs dans toute l'étendue du canal*, et ce qui me frappa tout d'abord, ce fut de voir que cette méthode comporte tous les avantages possibles, savoir : *D'éviter tous les accidents qui appartiennent aux procédés ordinaires et de rendre au canal son calibre naturel.*

Je dirigeai donc ma pensée dans le choix de cette méthode, et plus heureux que mes devanciers, j'ai suivi la route qui conduisait au but que vainement ils s'étaient efforcés d'atteindre.

Entrons immédiatement en matière quant à ce qui touche cette innovation.

LE DILATATEUR DONT JE ME SERS a une longueur qui dépasse celle de l'urètre, son volume varie comme son nom l'indique, mais ce n'est plus à la manière des sondes ou bougies qui vont en augmentant de grosseur au fur et à mesure qu'on s'éloigne de leur extrémité vésicale. — L'augmentation de volume de mon dilatateur n'est point inhérent à la matière *car il est uniforme dans toute sa longueur; elle dépend de mouvements opposés qui éloignent et rapprochent de la partie centrale les pièces mobiles qui le composent.* C'est si l'on veut une sonde cylindrique qu'on peut à volonté faire augmenter ou diminuer de volume dans tous les points de sa longueur.

De même que pour pratiquer la dilation par introduction forcée, on se sert de sondes de différents calibres ou numéros, *de même j'emploie des dilatateurs de diverses grosseurs primitives, de divers numéros;* mais au lieu d'en compter jusqu'à 19, *j'en compt 4 ou 5 au plus.* — Après avoir choisi parmi ces numéros un dilatateur qui peut entrer LIBREMENT dans le rétrécissement, j'opère de la manière suivante :

Le malade étant couché ou debout, je saisis le pénis entre le pouce et l'index de la main gauche tandis que de la droite j'introduis SANS EFFORT le dilatateur dans toute la longueur du canal *jusque dans la vessie.* — Ce premier temps de l'opération exécuté, j'opère alors *la dilatation graduelle* de mon instrument.

Qui ne voit, au premier coup-d'œil, que ce procédé réalise tous les avantages dont j'ai parlé, qu'il ne participe en aucune façon des inconvénients et des dangers inhérents *essentiellement* aux méthodes qu'on a suivies jusqu'à ce jour ?

En effet, dans le traitement par les bougies et par les sondes la partie de l'urètre antérieure au rétrécissement étant *nécessairement* tiraillée, nous avons vu qu'elle est exposée à des *déchirures.* — D'après mon procédé, l'urètre *n'est soumis à aucune espèce de tiraillement* puisque le dilatateur est introduit SANS EFFORT dans toute l'étendue du canal, les *déchirures sont donc impossibles.*

Les fausses routes et leur cortège, dépôt, infiltration d'urine, gangrène, etc., etc..... sont menaçants dans l'emploi des bougies et des sondes. — Voyons s'il en est de même en suivant mon procédé. —Il n'y a que le bout d'un instrument poussé avec force contre un des points du canal qui puisse produire une fausse route dans l'urètre. — Eh bien, lorsque j'opère la dilatation, le bout de mon dilatateur EST DANS LA VESSIE. Il est évident, faut-il que je le dise, que cette extrémité *ne peut produire de fausse route dans le canal où elle ne se trouve pas.*

De la durée du traitement. En dégageant la dilatation de ses dangers, j'ai réduit la durée du traitement à ses limites les plus étroites. —En effet, ce temps ne dépend plus réellement que du malade, car je pourrais, sauf quelques cas assez rares, sans avoir rien à redouter, je pourrais, dis-je, en une séance porter au dernier degré de dilatation (5 lignes de diamètre) un rétrécissement déjà assez considérable.

DIVISION DE MA MÉTHODE.

J'ai établi deux genres de dilatation, *l'intermittente et la continue.*

DE LA DILATATION INTERMITTENTE.—Par cette

dénomination on doit entendre une dilatation qui se fait *à diverses reprises*, *par intervalles*, *par séances* plus ou moins éloignées les unes des autres. — Ici l'effort dilatateur opère des effets rapides, il fait passer en assez peu de temps (moins d'un quart d'heure quelquefois) d'un de mes numéros à un autre numéro. — Revenu de la surpise que fait naître une manœuvre qui conduit aussi activement vers le terme de la guérison, la première remarque qui se présente à l'esprit, c'est que ce procédé doit produire de la douleur, car la douleur est une conséquence inévitable de la distention des tissus vivants.—C'est en effet ce qui arrive ici, mais il ne faut pas s'effrayer par avance : Si la douleur est quelquefois excessive dans le traitement par les bougies et par les sondes, elle est *toujours très-faible* dans la dilatation intermittente. J'ai souvent fait passer en une séance d'un de mes numéros à un autre numéro sans que le malade s'en soit en quelque sorte aperçu, — De plus, je ne fais souffrir le malade que ce qu'il veut souffrir, c'est lui que je consulte lorsque j'opère le développement du dilatateur, et je m'arrête lorsqu'il le désire. Cette méthode rapide est si peu douloureuse que beaucoup de malades la préfèrent à la dilatation continue, qui par fois est un peu gênante.

De la dilatation continue, — Par dilatation continue on doit entendre une dilatation qui se fait *sans interruption.* — Ici l'effort dilatateur *est permanent;* au lieu de produire des effets rapides, *son action est lente*, au lieu de faire passer d'un numéro à un autre numéro dans un temps assez court, un quart d'heure, par exemple, comme dans la dilatation intermittente *elle emploie* 24 *heures et même davantage.* — Cette méthode réalise cependant une sorte de merveille, qu'on me pardonne l'expression : Par la dilatation continue, en effet, le malade, sans éprouver de douleur, sans avoir couru le moindre danger, se trouve guéri d'une maladie dont le traitement était toujours très-douloureux et exposait à des chances terribles, puisqu'il exposait à la mort.

Ce n'est point à moi de dire que j'ai converti en une pratique sûre et consolante une manœuvre qui ne présentait que des incertitudes et des dangers.

CHAPITRE II.

—

DE L'ULCÉRATION.

—

Il n'est pas de système si vicieux dont on ne puisse tirer quelque parti avantageux. *La cautérisation* ne peut être employée seule parce qu'elle expose à de trop profondes désorganisations; cependant si l'opérateur *en use avec beaucoup de sobriété, s'il ne touche que légèrement le rétrécissement avec le caustique,* il peut en tirer de grands avantages concuremment avec la dilatation dans le cas *d'induration considérable* des parties qui forment obstacle. — Ici la cautérisation n'est plus regardée comme une méthode à part, comme un moyen isolé de guérir les rétrécissements en déterminant une perte de substance, une mortification plus ou moins profonde; elle n'est pratiquée qu'en vue de produire une *ulcération légère,* favorable au *dégorgement* et au *ramollissement* de la substance *compacte et indurée* de certains rétrécissements.

Cette manière d'envisager le traitement des obstructions de l'urètre n'est pas nouvelle ; les anciens y avaient songé, mais leurs moyens d'ulcérer les rétrécissements ne valant rien on avait renoncé à l'ulcération ; l'excellence de celui que j'indique , au contraire est *sentie*, et *l'expérience s'est prononcée en sa faveur de de la manière la plus formelle.*

Si le porte-caustique de Ducamp, avec lequel on est toujours sûr d'attaquer immédiatement les rétrécissements , eût été d'une introduction toujours facile, je m'en serais servi pour produire l'ulcération dont je viens de parler ; mais tous les chirurgiens savent que cette introduction est souvent fort difficile, et par fois même impraticable. — Si avec les *portes-caustiques modifiés* on était toujours sûr de porter précisément le caustique sur le rétrécissement, je me serais servi de ces derniers, car dans le temps où on les emploie ils sont toujours d'une introduction facile ; mais il en est tout autrement : sur *dix fois* qu'on cautérise avec ces portes-caustiques, il peut arriver *huit fois* qu'on cautérise les parties saines du canal. — En effet, l'instrument de *Ducamp* a été modifié de bien des manières ;

mais, chose inconcevable ! en imaginant toutes ces modifications on oublia toujours de leur faire remplir l'indication la plus importante. Avec les portes-caustiques modifiés l'introduction est toujours facile, il est vrai, mais avec eux on n'est jamais sûr de n'attaquer que le rétrécissement.

Pour pratiquer l'ulcération avec toute la précision qu'exige la délicatesse des tissus constituants de l'urètre, il fallait donc inventer un porte-caustique qui pût remplir à la fois les deux indications rigoureuses dont je viens de parler, savoir : *qu'il fût d'une introduction facile* et *qu'il rendît mathématique* l'application du nitrate. — La tâche était facile, cet instrument se présentait, en quelque sorte, tout inventé devant moi, car j'avais sous les yeux tous les éléments de sa composition. — En effet, à part quelques additions, il m'a suffi pour le produire de *combiner le porte-caustique de Ducamp* avec *les portes-caustiques modifiés*.

De cette manière j'ai transformé en effets salutaires les conséquences meurtrières de la cautérisation, et j'ai ressucité avec bonheur l'auxilliaire le plus favorable à la dilatation de certains rétrécissements, *l'ulcération.*

CHAPITRE III.

—

DE LA SCARIFICATION.

—

Nous avons vu que la scarification pouvait rendre des services dans quelques cas , *mais qu'elle se trouvait encore entachée de vices majeurs quant à son mode d'exécution.* — j'ai remédié à cet accident de la chirurgie des voies urinaires en inventant un scarificateur à l'aide duquel, l'exploration du canal étant supposée bien faite, *il est impossible d'inciser d'autres parties que le rétrécissement.*

Je n'entrerai pas dans d'autres détails sur cette méthode ; si j'ai parlé de la scarification ce n'est que pour compléter le traitement chirurgical des maladies des voies urinaires.

Notre tâche est donc remplie. — Nous avons analysé impartialement *les différentes méthodes employées jusqu'à ce jour.* — Nous en avons marqué du doigt les inconvénients et les dangers qui d'ailleurs sont bien connus de tous les praticiens. — Nous avons ensuite exposé *nos nouveaux procédés.* — De la *comparaison* que nous avons faite il est résulté pour la raison, que nous avons substitué à des instruments imparfaits et à des manœuvres incertaines et funestes, un système chirurgical qui, tout en présentant des résultats certains, n'offre ni inconvénients ni dangers.

Nous aurions été moins affirmatifs si nous n'avions eu pour nous que les lois de la raison et de la théorie, mais une expérience longue et constante nous a mis à même de nous prononcer nettement et sans réserve. — Ainsi, appuyés tout à la fois sur la raison et l'expérience, nous ne pouvions hésiter à livrer immédiatement notre travail à la science et au public.

Je terminerai par deux Observations,
— La première je la consigne ici parce
qu'elle m'a fourni l'occasion d'inventer
MON DILATATEUR. — Je donne la seconde
parce qu'elle renferme un précepte re-
marquable contre le cathérisme forcé.

1ᵉʳ OBSERVATION.

M. Chrétien, négociant, demeurant rue
du Faubourg du Temple, n° 62, vint me
consulter le 21 janvier 1835, pour une
rétention incomplète d'urine (*disurie*).
Le canal exploré, la sonde de *Ducamp*
me fit reconnaître l'existence d'un rétrécissement déjà assez considérable, car
l'empreinte indiquait que le canal, vers
le point rétréci, avait *un peu moins
d'une ligne.* — Ce jour-là même j'introduisis une sonde n° 4.

Après quatre mois entiers, je n'étais encore parvenu a introduire que le n° 11. —M. Chrétien demeure assez loin de chez moi , et ses affaires souffraient beaucoup des absences que nécessitait sa guérison. — Vers les derniers temps , comme il se plaignait souvent de la lenteur du traitement , que je faisais cependant marcher aussi vite que possible (le malade venait chez moi 2 et 3 fois par semaine). Il me vint dans l'idée de chercher à faire un instrument qui pût nous sortir l'un et l'autre de l'inquiétude où nous étions , que le traitement durât encore peut-être plus d'un an. — C'est alors que j'imaginai MON DILATATEUR.

Le 1er jour de son application , du n° 11 je portai la dilatation au n° 15.

3 jours après , du n° 15 j'allai jusqu'au n° 17.

3 jours après , du n° 17 j'allai au n° 18.

4 jours après , du n° 18 j'allai au n° 19.

Nous voici arrivés , dis-je au malade , au degré de dilatation le plus considérable ; celui que l'on n'a jamais dépassé dans le cas de rétrécissements de l'urètre. —Dans l'espace de dix jours je suis arrivé avec mon instrument, au but que je n'aurais peut-être pas atteint dans l'espace d'un an, si j'eusse continué de me servir des bougies ou des sondes : C'est avoir fait beaucoup pour vous, je demande maintenant, pour moi, que vous me permettiez, séance tenante, de porter la dilatation encore plus loin. — M. Chrétien s'en rapportant entièrement à ma prudence, je developpai alors mon instrument jusqu'à un degré qui m'eût permis l'introduction d'une sonde n° 21. Aujourd'hui 3 juin, époque à laquelle j'écris, le malade est complétement guéri sans avoir éprouvé de rechute.

2me OBSERVATION.

M. Bocquin, âgé de 36 ans, rue Neuve-des-Mathurins, n. .... S'aperçut dès 1832 d'une notable diminution dans le volume du jet de ses urines. Depuis cette époque le mal augmenta progressivement ; l'émission du liquide devint chaque jour de plus en plus longue de plus en plus douloureuse, et vers le milieu d'avril et au commencement de mai 1836. Le malade se trouva dans l'impossibilité absolue de rendre une seule goutte d'urine.

Le 27 mai dernier il vint me consulter. Je cherchai à introduire une très-petite bougie (n° 2), lorsqu'elle fut parvenue à 5 pouces environ du méat urinaire, elle butta contre un obstacle qu'il me fut impossible de franchir.—J'introduisis alors la sonde exploratrice de Ducamp qui m'apporta l'empreinte suivante : *Cylindre de 1 ligne 1⁄2 de diamètre terminé par une extrémité arrondie, présentant vers un des points de sa circonférence un petit prolongement irrégulier long de 1 ligne 1⁄4 environ.* A l'inspection de cette empreinte je soupçonnais l'existence de deux rétrécissements, dont l'ouverture, postérieure de l'un, ne correspondait pas directement avec l'ouverture antérieure de l'autre. — J'enduisis alors une petite bougie n° 4, de matière emplastique ; arrivée à 5 pouces environ du méat urinaire, je la sentis butter comme la sonde n° 2. Lorsqu'elle fut retirée elle m'apporta l'empreinte du *cylindre dont j'ai parlé* tout à l'heure, *moins le prolongement.* — Cette dernière exploration me confirma dans la pensée qu'effectivement il y avait dans le canal deux rétrécissements *dont les ouvertures, en regard, ne se correspondaient pas exactement.* — Devais-je prendre alors une sonde de métal pour forcer le second obstacle ? Si j'en eusse cru le malade, je n'aurais pas hésité à le faire, mais je connaissais les dangers d'une pareille manœuvre (*arrachement, fause route*) (1), aussi ai-je observé une conduite plus sage.—J'ai d'abord dilaté le premier rétrécissement, et lorsque la dilatation a été portée au n° 9, M. Bocquin s'aperçut, à son grand étonnement, qu'il pouvait introduire *librement* une bougie N° 6 *jusque dans la vessie.* Le len-

____

(1) Un de mes amis qui assistait à la lecture, que je faisais à deux de mes confrères, de l'épreuve de cette brochure, nous dit : « Il y a 4 ans on brisa une « sonde d'argent contre un rétrécissement que portait « et porte encore un de mes oncles : force fut de lui « extraire du canal la partie de l'instrument qui « y était restée ; cette extraction fut tellement dou- « loureuse qu'il a renoncé à toute espèce de traite- « ment. » Qu'on ne pense pas que l'accident est arrivé parce que la manœuvre a été pratiquée par un chirurgien peu exercé à manier la sonde ; pour détruire ce soupçon il me suffira de dire : que le malade dont il s'agit était un des premiers dignitaires de l'empire.

demain il vint me voir et me dit : « Nous
« sommes maintenant arrivés à la hauteur
« de l'ouverture du 2e rétrécissement, car
« cette nuit j'ai pu introduire *jusque dans*
« *la vessie* ma petite sonde n° 6 ».—Je répé-
tais immédiatement cette introduction :
— Maintenant, dis-je au malade, je suis
maître du terrain , dans quelques jours
nous serons arrivés au dernier degré de
dilatation. — Je portai alors mon dilatateur dans toute la longueur du canal
jusque dans la vessie , et bientôt j'ob-
tins une dilatation qui me permit de
passer une sonde n° 12.—Quelques jours
après M. Bocquin vint me dire qu'il se
trouvait forcé de s'absenter de Paris pour
quelques temps, mais qu'immédiatement
après son retour il reviendrait me voir
pour compléter sa guérison. — Au lieu
d'employer un temps infini pour uriner,
me dit-il, j'urine maintenant en quelques secondes.

FIN.

Imp. de Chassaignon, rue Gît-le-Cœur, 5 et 7.

www.ingramcontent.com/pod-product-compliance
Ingram Content Group UK Ltd.
Pitfield, Milton Keynes, MK11 3LW, UK
UKHW022313120726
13694UKWH00004B/1411